EXPÉRIENCES PHYSIOLOGIQUES

Sur les Eaux Minérales

DE

CHATEL-GUYON

(PUY-DE-DOME)

POUR LA DÉTERMINATION DE LEURS PRINCIPES ACTIFS

NOTE PRÉSENTÉE A LA SOCIÉTÉ DE BIOLOGIE

Dans la séance du 17 Mai 1879

PAR

LE Dʳ AGUILHON DE SARRAN

Extrait de LA TRIBUNE MÉDICALE

PARIS

IMPRIMERIE Vᵉ ÉTHIOU-PÉROU

RUE DAMIETTE, 2 ET 4

1879

EXPÉRIENCES PHYSIOLOGIQUES

Sur les Eaux Minérales

DE

CHATEL-GUYON

(PUY-DE-DOME)

POUR LA DÉTERMINATION DE LEURS PRINCIPES ACTIFS

Les eaux minérales de Châtel-Guyon sont situées dans le département du Puy-de-Dôme, au fond d'une vallée, dont le sol est formé de terrain primitif, granitique, et qui s'étend jusqu'aux dernières coulées de lave des monts Dôme.

Leur température à la surface des puits est de 32°,5 centigr.

Cette année même, deux analyses complètes en ont été faites par M. Magnier de la Source, préparateur du laboratoire de chimie des Hautes-Études, chargé par la nouvelle administration de faire ces recherches, et par M. Willm, directeur du laboratoire de chimie de la Faculté de médecine. Les deux savants chimistes ignoraient l'un et l'autre qu'ils eussent entrepris les mêmes travaux, et leurs résultats publiés à quelques jours de distance sont absolument concordants.

D'après M. le docteur Magnier de la Source, un litre d'eau renferme :

Acide carbonique total.	2^{gr}·9180
Acide carbonique libre.	1 1120
Matières solides totales après calcination à	
180 degrés environ	5 9740

Composition et groupement hypothétique des diverses substances.

Acide carbonique libre.	1^{gr}·1120
Sulfate de chaux.	0 4990
Chlorure de magnésium	1 5630
Chlorure de sodium	1 6330
A reporter.	4 8070

Report	4	8070
Silice.	0	1108
Bicarbonate de chaux	2	1769
Bicarbonate de potasse.	0	2538
Bicarbonate de soude.	0	9550
Bicarbonate de fer.	0	0685
Bicarbonate d lithino	0	0104
Total.	8	3914
Arsenic, Bore, etc	Traces.	

D'après cette analyse, il semble que ces eaux ne puissent avoir d'autres propriétés que celles qui sont dues à la présence du chlorure de sodium, du fer, des alcalins, c'est-à-dire des propriétés toniques et reconstituantes. Pourtant l'observation clinique prouve qu'elles sont énergiquement purgatives, et on les désigne habituellement sous les noms de *diurétiques, laxatives, purgatives.*

Quels sont donc les principes à l'action desquels nous devons attribuer ces propriétés diverses ?

Pour arriver à leur détermination exacte, nous avons fait quatre séries d'expériences, sur un chien adulte, vigoureux, du poids de 35 livres. Nous avons jugé indispensable de faire toutes ces recherches sur le même animal, car il est prouvé que ces eaux agissent différemment, suivant les individus. Nous avons évité ainsi un certain nombre de surprises et de causes d'erreurs.

EXPÉRIENCES PHYSIOLOGIQUES

Les premières expériences ont porté sur l'eau naturelle à doses progressives.

Les secondes sur l'eau réduite à ses principes solubles.

Les troisièmes ont été faites avec des produits analogues fabriqués au laboratoire.

Enfin les dernières ont eu pour but la recherche partielle de l'action physiologique du chlorure de magnésium, qui est le sel purgatif des eaux de Châtel-Guyon.

I. — EXPÉRIENCES AVEC L'EAU NATURELLE.

1° Chien adulte, 35 livres, matières habituellement très-sèches.

Du 19 février au 25 mars, nous avons chaque jour introduit dans l'estomac de l'animal, au moyen de la sonde œsophagienne, un demi-litre d'eau, à jeun.

Dès le troisième jour, l'appétit a été considérablement augmenté. Nous avons observé à deux reprises un peu de ramollissement des matières, sans qu'on puisse l'attribuer à un effet réellement purgatif. L'animal est très-gai, bien portant, et ne semble éprouver aucun malaise.

L'action sur l'intestin n'a donc été que très-légèrement laxative, mais nous avons constaté chaque jour une action *diurétique* considérable. Le chien, enfermé dans son chenil, n'urinait qu'au moment où on l'en faisait sortir, trois ou quatre heures après l'ingestion de l'eau ; la vessie était alors tellement pleine, que l'évacuation ne pouvait se faire que lentement, l'animal étant fortement appuyé sur les pattes de derrière légèrement fléchies. Nous avons recueilli dans une seule évacuation jusqu'à 958 grammes de liquide.

Un autre fait s'est présenté à notre observation, qui justifie en partie la confiance des paysans dans les eaux de Châtel-Guyon, pour la guérison des maladies des yeux. Le chien était atteint d'une conjonctivite double assez intense. Dès le septième jour, il a été complétement guéri.

2° Le 6 et le 7 mars, nous portons la dose à un litre d'eau par jour, dont moitié dans la soupe. Un peu plus de ramollissement des matières, mais pas de purgation.

En résumé, il est résulté de l'ingestion d'un demi-litre à un litre d'eau, pendant vingt jours, une action diurétique très-active et une action laxative très-peu marquée. Le poids de l'animal n'a pas varié.

3° Pour arriver à une dose plus élevée, nous avions dû réduire

un peu l'eau naturelle; la sonde ne permet pas d'introduire plus
d'un litre à la fois, et l'animal se refusait à boire l'eau, même
avec un peu de pain. L'évaporation, du reste, n'a fait déposer
qu'une faible quantité de carbonates alcalins et ferrugineux, que
nous avons introduits également.

Le 1er avril, après vingt-quatre jours de repos, nous don-
nons à jeun, au même chien, 300 grammes de cette eau réduite,
représentant un litre d'eau naturelle. Effet laxatif peu marqué,
diurèse considérable.

Le lendemain, 2 avril, ingestion du même liquide, à la dose
de 400 grammes (1 litre 21 d'eau naturelle). Purgation manifeste,
une évacuation très-abondante et molle 2 heures et demie après.

Enfin, le 3 avril, ingestion de 500 grammes de l'eau réduite
(1 litre et demi d'eau naturelle), à la suite de laquelle nous
constatons une purgation abondante.

Conclusions. — De ces expériences il résulte manifestement,
qu'à une faible dose, déterminée pour un individu donné, l'eau
est diurétique; à une dose double, elle est laxative; à une dose
triple, elle est purgative.

II. — EXPÉRIENCES AVEC L'EAU RÉDUITE A SES PRINCIPES SOLUBLES.
ACTION DE CETTE EAU INTRODUITE DANS LE TUBE DIGESTIF ET DANS
LA CIRCULATION.

Nous avons employé, pour les expériences qui suivent, de l'eau
réduite de telle sorte qu'un litre était représenté par 30 grammes
de liquide. D'après le docteur Magnier de la Source, il n'est resté
dans les matières non dissoutes que des carbonates de chaux,
du fer, de la silice, et dans le liquide réduit, du chlorure de
sodium, de magnésium, et peut-être des traces de sulfate de
soude et de magnésie.

1° Le liquide, réduit à la dose de 30 grammes (1 litre d'eau)
dans l'estomac, a produit une purgation marquée, mais peu
intense;

2° Nous avons ensuite recherché quelle serait l'action de ce liquide introduit dans la circulation.

Le 5 mai, nous avons injecté dans la veine fémorale 35 grammes du liquide ci-dessus, soit 1 litre 17 d'eau naturelle. Après l'injection, le pouls était à 140 pulsations, et redescendit au chiffre normal en dix minutes (72 au lieu de 70 avant l'opération). Le chien, aussitôt débarrassé de ses liens, reprend sa gaieté et ne semble éprouver aucun malaise ; il répond aux caresses, et malgré la plaie de la cuisse, saute pour saisir quelques débris de pain.

Deux heures après l'injection, il y a eu une évacuation alvine très-molle et très-abondante ; le chien a uriné copieusement, puis il a mangé voracement trois livres de nourriture en moins de quatre minutes. Pendant les vingt-quatre heures suivantes, les selles ont été fréquentes (7), mais complétement sèches, comme avant l'opération.

La plaie de la cuisse a guéri rapidement.

III. — Expériences comparatives avec des produits de laboratoire.

Des faits qui précèdent on doit tirer la conclusion que l'eau de Châtel-Guyon est diurétique, laxative et purgative, et qu'elle doit ces propriétés aux chlorures de sodium et de magnésium qu'elle renferme. Il en résulte également, et nous insisterons plus loin sur ce fait, que ces sels sont absorbés par l'estomac, et n'agissent qu'après avoir été entraînés dans le courant des vaisseaux sanguins.

Mais le chlorure de magnésium employé seul donnerait-il les mêmes résultats ? Les expériences qui suivent sont la réponse à cette question.

1° Le 8 mai, nous faisons avaler au même chien une solution de deux grammes et demi de chlorure de magnésium, préparé par le docteur Magnier de la Source. Deux heures après, nous constatons une évacuation très-abondante, entièrement molle, accompagnée d'une forte diurèse. C'est là un effet purgatif bien marqué.

2° Nous avons pris nous-même deux grammes du même chlorure dans un demi-verre d'eau distillée, et nous avons été purgé modérément, sans colique, sans malaise d'aucune sorte.

C'est donc bien au chlorure de magnésium que les eaux de Châtel-Guyon doivent leur vertu purgative. La dose de plus d'un gramme et demi qu'elles renferment par chaque litre est plus que suffisante, si l'on considère le concours apporté par leurs autres sels, car nous venons de voir que ce chlorure seul est très-actif à la dose de deux grammes.

IV. — Expériences sur le chlorure de magnésium a haute dose.

Nous avons enfin recherché l'effet produit par le chlorure de magnésium introduit à haute dose dans l'estomac. Il est utile de faire observer que ce sel, d'une saveur très-amère, d'un goût piquant, est déliquescent, très-soluble dans l'eau, et par conséquent facilement absorbé par l'estomac. En outre, sa qualité de chlorure lui donne une stabilité qui rend peu probable sa décomposition rapide dans le suc gastrique.

1° Le 12 mai, nous avons administré à notre chien 9 grammes d'une solution à 3 décigrammes par centimètre cube d'eau. Dans l'espace des trois minutes qui ont suivi l'ingestion, l'animal a eu quatre vomissements, dont le dernier renfermait de la bile. Il a semblé comme étourdi pendant dix minutes, puis est revenu à l'état normal. Cinq heures après, il a eu une évacuation diarrhéique abondante.

Ainsi, il a suffi d'un très-court espace de temps pour qu'une partie de la solution fût absorbée, le reste ayant été rejeté.

2° Les vomissements signalés dans l'expérience précédente ayant été provoqués, dans notre pensée, par action réflexe, nous avons, le jour suivant, administré la même dose de 9 grammes, étendue dans beaucoup d'eau distillée; elle n'a pas été rejetée. Nous avons alors assisté à un véritable empoisonnement : l'animal s'est couché, a refusé toute nourriture; le pouls, petit, faible, est descendu jusqu'à 45 pulsations. La température s'est peut-être abaissée sans que nous l'ayons constaté d'une manière bien positive. Cet état a duré deux heures; il a été suivi de vomissements, diarrhée et, finalement, du retour à l'état normal.

DÉDUCTIONS PHYSIOLOGIQUES

Nous avons vu que l'eau naturelle de Châtel-Guyon donnée à doses croissantes produit les effets suivants, presque mathématiques : A la dose de x grammes, elle est diurétique; à la dose de $2\ x$ grammes, elle est laxative; à la dose de $3\ x$ grammes, elle est purgative.

Pour le chlorure de magnésium, mêmes effets devenant toxiques à une dose élevée. Il ne serait pas impossible que l'eau de Châtel-Guyon pût aussi devenir toxique. Nous connaissons le fait d'un paysan qui, pour aller plus vite, avait bu de 20 à 25 verres d'eau dans une matinée et avait succombé le jour même (1). L'indigestion que l'on diagnostiqua pourrait bien, d'après nos expériences, avoir été un empoisonnement.

La similitude de ces diverses actions physiologiques par l'eau naturelle et le chlorure de magnésium, la présence de ce sel à dose que nous savons être suffisante, ne laissent aucun doute sur l'agent purgatif de Châtel-Guyon. Comme médicament, il a été peu étudié; nous ne connaissons que l'expérience de M. Rabuteau qui permit à l'éminent chimiste de certifier que ce sel purge lorsqu'on l'introduit dans les veines (2).

Nous passons légèrement sur la grande question à l'ordre du jour : Absorption ou action directe des purgatifs sur le tube intestinal. Il nous semble que, dans le cas particulier qui nous occupe, la réalité de l'absorption ne saurait être mise en doute.

Il reste à étudier l'action du chlorure de magnésium sur les centres nerveux, sur les divers organes de l'économie, etc. Ces re-

---

(1) Dr Aguilhon père. Communication orale.
(2) Depuis la publication de ces recherches M. Rabuteau a démenti ce fait.

cherches seront bientôt entreprises, nous l'espérons, par le savant inspecteur des eaux de Châtel-Guyon, M. le docteur Baraduc.

Une autre recherche intéressante serait celle des transformations subies par la magnésie dans le tube digestif. Est-elle partiellement transformée en chlorure? Pour les partisans de la présence dans le suc gastrique de l'acide chlorhydrique le fait doit paraître simple. S'il n'existe, au contraire, dans l'estomac que de l'acide lactique, la combinaison peut encore se faire, d'après M. le docteur Magnier de la Source, par double décomposition de chlorure de sodium et du lactate de magnésie.

En résumé, les eaux de Châtel-Guyon sont, à juste titre, désignées sous le nom de purgatives. Elles remplaceront bientôt, nous l'espérons, une partie des eaux d'Allemagne, ce qui ne manquera d'être utile et agréable aux malades français.

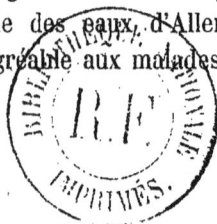

1943 — Paris. — Imp. Vᵉ Éthiou-Pérou, rue Damiette, 2 et 4.

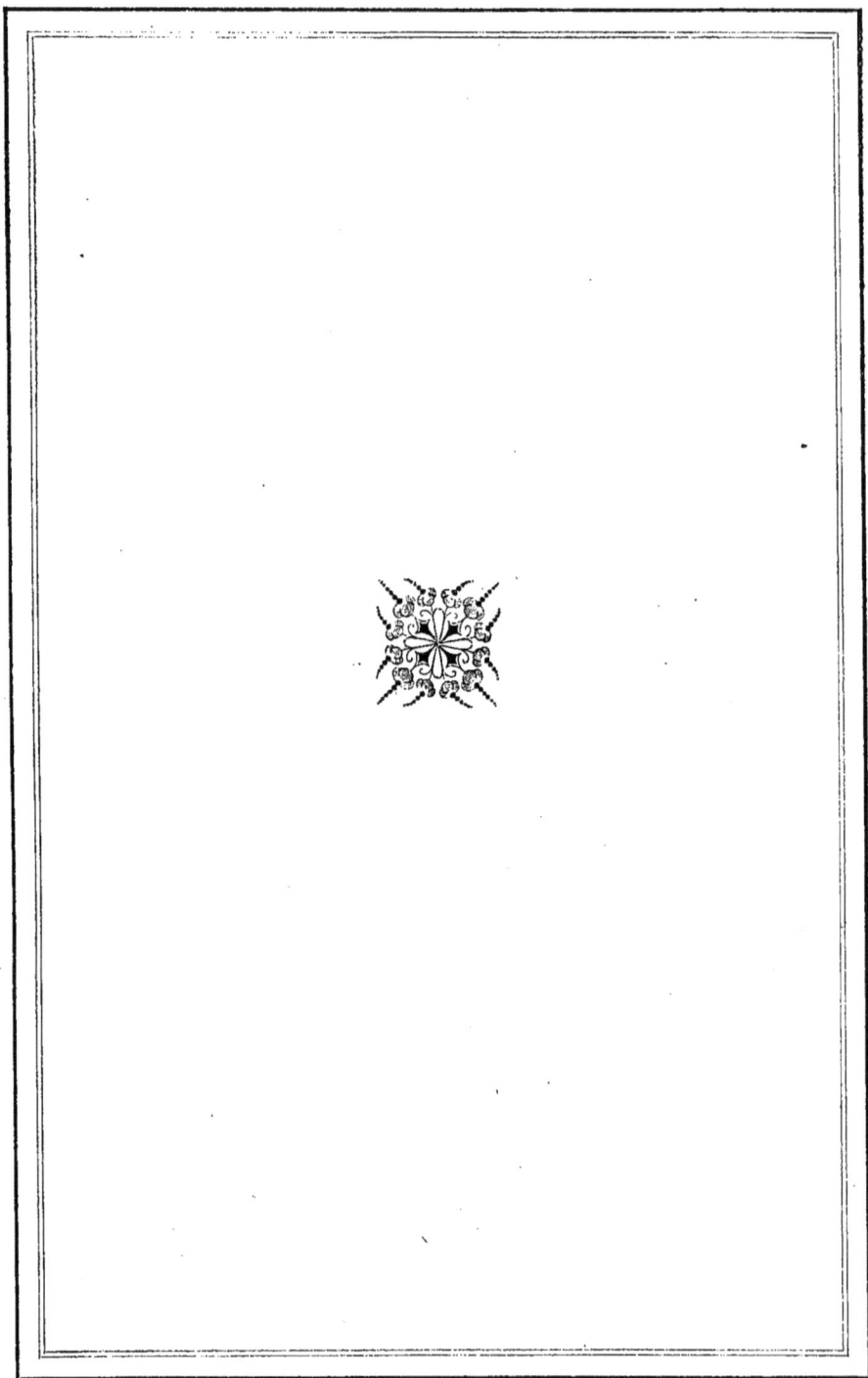

www.ingramcontent.com/pod-product-compliance
Lightning Source LLC
Chambersburg PA
CBHW050404210326
41520CB00020B/6446